AF467525

RECHERCHES EXPÉRIMENTALES

SUR

L'ACTION PHYSIOLOGIQUE

DE LA

RESPIRATION D'AIR COMPRIMÉ

PAR

Georges DUCROCQ,

Docteur en médecine de la Faculté de Paris.

PARIS

ADRIEN DELAHAYE, LIBRAIRE-ÉDITEUR,

Place de l'École-de-Médecine.

1875

RECHERCHES EXPÉRIMENTALES

SUR

L'ACTION PHYSIOLOGIQUE

DE LA

RESPIRATION D'AIR COMPRIMÉ

PAR

Georges DUCROCQ,
Docteur en médecine de la Faculté de Paris.

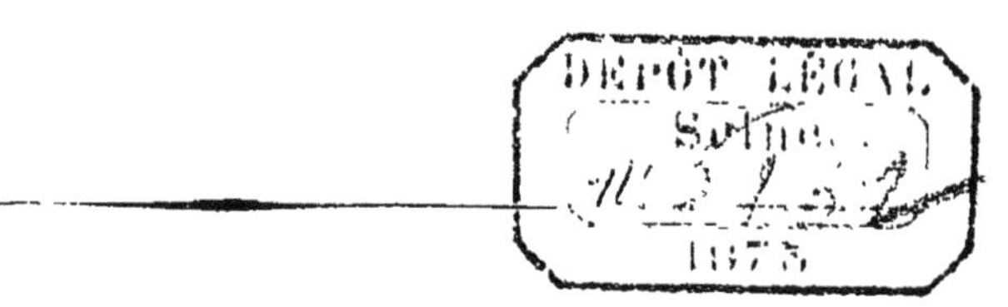

PARIS
ADRIEN DELAHAYE, LIBRAIRE-ÉDITEUR,
Place de l'École-de-Médecine.

1875

A M. PAUL BERT

Professeur de physiologie à la Faculté des Sciences,
Membre de l'Assemblée nationale.

AVANT-PROPOS.

Nous avons entrepris, sur les conseils de notre maître, M. le professeur Paul Bert, d'étudier l'action physiologique de la respiration d'air comprimé sur la circulation. M. Grehant et un professeur de Berlin, M. le Dr Waldenburg, avaient déjà publié sur ce sujet des études très-intéressantes; mais ils étaient arrivés à des conclusions tout à fait contradictoires. Nous avons cru qu'il ne serait pas sans intérêt de contrôler les opinions de ces deux savants au moyen d'expériences physiologiques. Nous en avons fait un grand nombre sur des chiens. Nous citons les plus intéressantes dans ce travail, mais nous en possédons encore beaucoup d'autres qui appuient nos conclusions. La difficulté de leur reproduction exacte par la photographie et la gravure, nous a empêché de les citer.

Avant d'arriver à nos expériences, nous avons exposé l'état de la question au moment où nous avons résolu de l'approfondir. Nous avons montré les contradictions qui existent entre les conclusions du Dr Gréhant et celles du Dr Waldenburg. Puis nous avons donné un résumé physiologique de l'influence de la respiration sur la circulation.

Après l'exposition de nos expériences, nous en avons donné les résultats et nous avons cherché la cause qui les produit. Nous avons critiqué les opinions émises jusqu'à ce jour.

Alors nous avons passé en revue les différentes maladies pour lesquelles on a conseillé l'emploi de l'air comprimé en insufflations, et nous avons cherché l'utilité qu'il pourrait avoir dans chacune d'elles.

Nous regrettons sincèrement de n'avoir pas eu le temps nécessaire pour étudier la respiration d'air raréfié : les quelques recherches que nous avons faites sur ce sujet, ont pu nous convaincre de l'intérêt qu'il présente.

Nous avons mis toute l'application dont nous sommes capable à l'étude de la respiration d'air comprimé. Puissions-nous ne pas rester trop au-dessous de notre tâche.

Il nous reste maintenant à remercier nos amis, les Drs Jolyet, Rosapelly et Baudelocque, pour la collaboration et les excellents conseils qu'ils nous ont donnés.

On remarquera que dans ce travail, nous ne parlons pas des expériences de M. Bert sur l'influence de la pression et de la dépression sur les phénomènes de la vie. C'est que nous nous sommes placés dans des conditions absolument différentes. Dans les expériences de M. Bert, la pression ou la dépression porte sur l'organisme tout entier; il y a équilibre entre la pression intra-pulmonaire et la pression extérieure. Dans les nôtres, au contraire, cet équilibre est rompu et c'est là la cause de tous les phénomènes que nous avons observés.

RECHERCHES EXPÉRIMENTALES

SUR

L'ACTION PHYSIOLOGIQUE

DE

LA RESPIRATION D'AIR COMPRIMÉ

INTRODUCTION.

Quand nous avons résolu d'étudier la respiration d'air comprimé, le Dr Waldenburg venait de publier son travail sur le même sujet. Il faut dire d'abord qu'en Allemagne on emploie l'air comprimé en insufflation, pour le traitement des maladies organiques du cœur, depuis plusieurs années. Mais les appareils dont on se servait dans ce traitement étaient très-compliqués, et nécessitaient des locaux spéciaux, où les malades étaient obligés de se transporter. Le professeur de Berlin imagina un appareil portatif et peu coûteux pour obvier à ces inconvénients. Il en donna la description dans un journal spécial de Berlin. M. Labadie-Lagrave fit l'analyse de cet article dans la *Gazette hebdomadaire de médecine et de chirurgie*. Voici la description qu'il en donne :

« L'appareil pneumatique transportable du Dr Waldenburg se compose d'un cylindre de tôle d'un mètre de hauteur et de 30 cent. de diamètre. Dans l'intérieur de ce premier cylindre se meut un second, ouvert à sa partie inférieure et fermé en haut, de même longueur que le précédent, mais n'ayant que 27 cent. de diamètre; le premier cylindre supporte trois tiges de fer de 1 mètre de haut, reliées entre elles par des supports formant un triangle; chacune de ces tiges métalliques présente à son extrémité libre des poulies sur lesquelles s'enroulent des cordes, fixées en dedans sur le couvercle du deuxième cylindre, et supportant à leur extrémité libre, de petites tiges transversales munies de crochets pour y suspendre des poids. Le cylindre interne est muni à sa partie supérieure, de petites poulies correspondant aux tiges et destinées à guider les mouvements d'ascension de celui-ci. En outre, le couvercle de ce second cylindre est percé de deux ouvertures, l'une communique par un tube avec un entonnoir en forme de masque destiné à s'appliquer sur la bouche du malade, l'autre est en rapport avec un manomètre à mercure.

« Le cylindre extérieur est pourvu d'un robinet pour faire écouler l'eau qu'il renferme ; en dehors et le long de ce cylindre se trouve un tube de verre gradué, sur lequel on peut voir le niveau du liquide.

« Le masque qui termine le tube de caoutchouc est armé d'une virole, munie d'un robinet à trois voies, à l'aide duquel on peut à volonté faire communiquer l'extrémité du conduit, soit avec l'air du cylindre, soit avec l'air extérieur. »

Le mode d'emploi de cet appareil est très-simple. On remplit d'eau le grand cylindre jusqu'à une certaine hauteur, puis on fait plonger le cylindre interne. Si l'on veut avoir de l'air comprimé, on chargera de poids le cylindre interne; si l'on veut avoir de l'air raréfié, on n'aura qu'à suspendre aux crochets dont nous avons parlé plus haut des poids qui soulèveront le cylindre interne jusqu'à une certaine hauteur.

Cet appareil étant haut d'un mètre, on peut obtenir une compression de l'air égale à 73^{mm} de mercure.

Le Dr Waldenburg a ajouté à la description de son appareil un résumé de l'action physiologique qu'il assigne à la respiration d'air comprimé. Voici quelles sont ses conclusions :

Poumons : Augmentation de la pression intra-pulmonaire.

Circulation : *a.* Elévation de la pression dans le système aortique.

b. Augmentation de l'afflux sanguin dans le système aortique (le pouls devient dur, tendu et plus plein).

c. L'afflux du sang veineux dans le cœur droit est momentanément suspendu (les veines jugulaires sont distendues et turgescentes).

d. L'issue du sang hors des cavités gauches du cœur est rendu plus facile et détermine, d'un côté, un plus grand afflux dans la grande circulation et une diminution correspondante dans la circulation pulmonaire.

e. Quant à la fréquence du pouls, elle est peu modifiée; le plus souvent le pouls paraît considérablement ralenti.

Cependant en 1870, M. Gréhant avait publié à la Société de biologie un fait qui semblait infirmer les conclusions du Dr Waldenburg. Voici, telle que la donnent les comptes-rendus de la Société de biologie, la communication de M. Gréhant :

19 mars 1870. M. Gréhant publie un fait qu'il a observé en pratiquant la respiration artificielle sur un chien curarisé; un manomètre à mercure indiquait dans l'artère fémorale une pression de 15 centimètres : on donna beaucoup d'ampleur au mouvement du soufflet et l'on vit tomber la pression à 5 centimètres. On souffla ensuite dans la trachée de l'air soumis à la pression de 6 centimètres de mercure, la même dépression fut observée; en même temps les veines se gonflaient et les artères se vidaient. Ainsi une augmentation de pression s'exerçant seulement dans les bronches, produit une compression des vaisseaux des poumons et diminue la quantité de sang qui traverse ces organes.

Cet effet mécanique a été vérifié de même chez un chien normal, puis sur des poumons détachés. On fit circuler artificiellement du sang défibriné par l'artère pulmonaire. Dès qu'on insuffla fortement les poumons, la quantité de sang qui revenait par les veines pulmonaires diminua beaucoup. M. Gréhant a vu se produire l'apnée signalée par Rosenthal en exagérant beaucoup les mouvements de la respiration artificielle.

18 juin. M. Gréhant ajoute à la communication qu'il a déjà faite sur les effets d'une forte insufflation des poumons, quelques résultats d'expériences qui montrent par quel mécanisme la circulation est diminuée ou arrêtée.

Chez un chien on a introduit une sonde de plomb, remplie d'une solution de carbonate de soude, par la veine jugulaire presque dans la veine cave inférieure, dans le thorax, et l'on réunit cette sonde avec un manomètre. Dès que l'on insuffle les poumons par l'air comprimé, sous une pression constante de 6 centimètres de mercure, on voit le manomètre monter jusqu'à 5 ou 6 centimètres et la pression dans les veines devient à peu près égale à celle qui existe alors dans les artères. Pour mieux démontrer ce fait, M. Gréhant emploie le manomètre différentiel de Claude-Bernard : l'une des branches communique par la sonde avec la veine cave, l'autre avec l'artère carotide ; dès qu'on insuffle les poumons, on voit les deux niveaux, d'abord distants de 14 cent., se rapprocher peu à peu jusqu'à l'égalité, et le mercure rester immobile. Ainsi la circulation est arrêtée par compression des vaisseaux dans les poumons et le sang reste en repos dans tous les vaisseaux de la grande circulation.

Le 25 juin 1870, M. Gréhant a recommencé sur un chien l'expérience d'insufflation pulmonaire, après avoir introduit une aiguille dans le cœur : la pression dans le gazomètre et dans les poumons étant égale à 6 cent. de mercure, le cœur s'arrêta complètement au bout de quelques secondes.

On voit déjà les contradictions qui existent entre les opinions de ces deux savants.

Nous avons cherché à élucider cette question, et nous sommes arrivés à des conclusions physiologiques qui, tout en se rapprochant davantage de celles de M. Gréhant, ne sont pas cependant identiques.

RÉSUMÉ PHYSIOLOGIQUE DE L'INFLUENCE DE LA RESPIRATION SUR LA CIRCULATION.

La respiration exerce une grande action sur la circulation ; le principal agent de cette influence est l'aspiration thoracique qui existe aux deux temps de la respiration, mais plus énergique pendant l'inspiration. Cet abaissement de la pression intra-thoracique se fait nécessairement sentir sur le cœur et les vaisseaux contenus dans la poitrine. L'abord du sang au cœur droit et aux veines thoraciques est rendu plus facile, mais son issue du cœur gauche et des artères thoraciques est un peu entravée. Les vaisseaux de la petite circulation sont soumis aussi à un abaissement de pression : les artères et les veines pulmonaires subissent l'influence de l'aspiration thoracique, et les capillaires du poumon supportent une pression moindre que la pression atmosphérique, comme Donders l'a prouvé dans ses recherches sur la respiration. L'écoulement du sang sera donc aussi ralenti dans son trajet à travers les poumons.

L'influence de l'inspiration peut donc se résumer ainsi : accélération de la circulation veineuse thoracique ; cet effet se fait sentir bien au-delà de la poitrine, à cause de la propriété qu'ont certaines veines voisines du thorax, telles que la jugulaire au cou et la veine cave inférieure, à son passage à travers le diaphragme, d'être incompressibles ; ralentissement de la petite circulation et de la circulation artérielle thoracique.

Mais l'inspiration peut avoir encore une autre action sur la circulation abdominale ; si l'inspiration s'exécute par les muscles des parois thoraciques sans le secours du diaphragme, l'abaissement de la pression se fera sentir dans l'abdomen et au-dessous, comme dans le thorax, mais avec beaucoup moins d'apparence ; si au contraire le diaphragme se contracte pour écarter les parois thoraciques, la cavité abdominale sera rétrécie, et par conséquent tous les organes qu'elle renferme seront comprimés : le calibre des vaisseaux sera diminué et la pression du sang s'élèvera. Dans les veines, cette augmentation de pression favorisera encore l'entrée du sang dans le thorax, et viendra aussi en aide à l'aspiration thoracique. Dans les artères, une certaine quantité de sang refluera peut-être dans le thorax où la pression est abaissée, mais ce sera toujours un auxiliaire puissant pour l'action du cœur gauche qui pousse le sang vers les capillaires.

On peut résumer ainsi l'action de la contraction du diaphragme : Elévation de la pression dans tous les vaisseaux de l'abdomen et dans tous ceux qui en sortent ; accélération du mouvement du sang artériel vers les capillaires, et du sang veineux vers la cavité thoracique.

Pendant l'expiration la pression augmente dans la cage thoracique et par suite dans les artères et dans les veines. Mais si la respiration est abdominale le diaphragme augmentera la capacité de la cavité abdominale. La pression diminuera donc dans les vaisseaux de cette région et dans ceux qui en sortent, pendant ce temps de la respiration.

L'exagération des mouvements respiratoires ne fait qu'augmenter les effets qu'ils produisent à l'état normal sur la circulation : la toux, qui est une expiration brusque précédée d'un effort avec occlusion de la glotte fait brusquement monter la pression. Le hoquet qui est une inspiration convulsive, aspire dans la poitrine le sang artériel, et fait brusquement baisser la pression dans les artères périphériques.

MANUEL OPÉRATOIRE.

Pour étudier l'action de la respiration d'air comprimé, nous nous sommes servis d'un appareil fort simple, composé : 1° d'une bonbonne dont la capacité est de 60 litres, hermétiquement fermée par un bouchon de caoutchouc ; 2° d'un tube partant de la bonbonne, passant à travers le bouchon, et aboutissant à un robinet à trois voies : l'une de ces voies se rend au moyen d'un tube en caoutchouc, à la trachée de l'animal, et l'autre sert à adapter la pompe à compression ; 3° d'un manomètre indiquant la pression intérieure de la bonbonne. Cet appareil nous donna d'abord des résultats opposés à ceux de M. Gréhant ; nous crûmes voir monter la pression artérielle au moment où l'air comprimé arrivait dans la poitrine ; cependant cette ascension était de courte durée ; elle durait environ 10 à 12 pulsations, puis on remarquait un abaissement qui persistait pendant tout le temps que l'animal respirait de l'air comprimé. Nous recherchâmes la cause de ces résultats contradictoires, et nous la trouvâmes dans un défaut de notre manière de procéder. En effet, pour mettre la trachée de l'animal en communication avec la bonbonne, nous adaptions le tube en caoutchouc avec la voie du robinet qui était fermée, puis nous ouvrions, de sorte que pendant quelques secondes l'animal asphyxiait ; ce qui nous donnait nécessairement une hausse de pression. Notre excellent collaborateur et ami M. le docteur Jolyet, nous indiqua une autre manière de procéder, qui évite cette cause d'erreur : nous chargions donc notre bombonne d'air comprimé avant toute autre chose, puis au moyen d'un demi-tour de robinet, nous isolions notre appareil, alors le tube venant de la trachée était adapté à la voie latérale, de sorte que l'animal respirait dans l'air par les deux voies en communication ; pour mettre la trachée en communication avec la bonbonne, il nous suffisait d'un demi-tour de robinet.

Tous nos animaux ont reçu avant d'être opérés, une ou plusieurs injections de morphine.

La trachée est d'abord mise à nu. Après avoir passé plusieurs fils pour l'isoler, on fait sur la partie antérieure une incision verticale capable de donner passage à une canule. Cela fait, nous découvrons le vaisseau d'où nous voulons prendre la pression, et nous y adaptons une petite canule ou une sonde ; si nous voulons prendre la pression dans la cavité thoracique.

Nous mettons en communication avec le manomètre de Ludwig, dont l'aiguille indicatrice frotte sur le cylindre de l'appareil enregistreur de M. Marey. Nous prenons la respiration avec le pneumographe.

Nos tracés doivent être lus de droite à gauche, comme ils ont été pris sur l'appareil enregistreur. C'est un inconvénient que nous n'avons pu éviter, Comme il fallait que nous les donnions entièrement pour bien montrer les diverses modifications qui se produisent pendant la respiration d'air comprimé, nous avons été forcés de les faire réduire à la justification de la page. Pour arriver à ce résultat, on a employé la photographie qui les a retournés, de façon qu'ils pouvaient être lus de gauche à droite, mais l'imprimerie les a nécessairement ramenés à leur position première.

La respiration n'a pas été enregistrée d'après la méthode ordinaire ; l'inspiration est indiquée par une ligne ascendante et l'expiration par une ligne descendante, contrairement à ce qui se fait d'habitude. Nous nous sommes aperçus de ce défaut trop tard pour le prévenir.

Expériences.

Exp. I. — 8 avril 1875. — *Pression veineuse prise dans la jugulaire.* — Chien de chasse très-fort, bien portant, neuf. Nous procédons comme il a été indiqué plus haut. Nous enfonçons une sonde remplie au préalable d'une solution de carbonate de soude, par la jugulaire, jusque dans le thorax. Nous mettons la sonde en communication avec le manomètre, et nous prenons

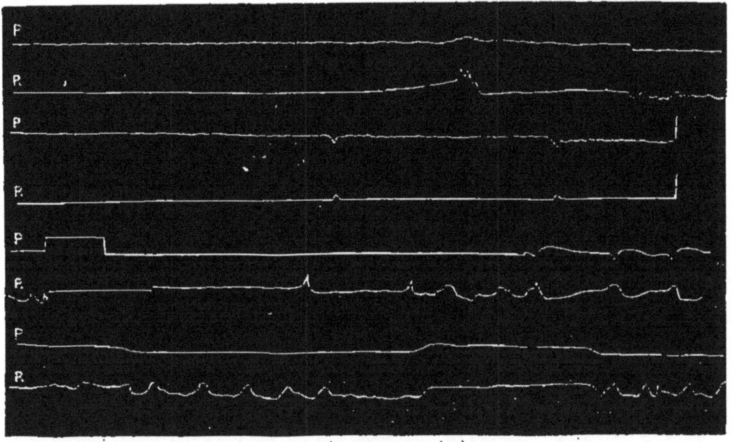

Fig. 1.

un tracé de la pression normale : elle est de 13 millim. avec des oscillations à peu près insignifiantes. Nous faisons arriver l'air comprimé à 2 centim. de mercure au poumon de l'animal, la pression s'élève aussitôt à 20 millimètres. Pendant que l'animal respire dans la bonbonne, nous mettons les trois robinets en communication et nous refoulons de l'air : plus la pression monte dans le réservoir, plus elle s'élève aussi dans la veine. Lorsque la pression de l'air est de 4 centim., elle est dans la veine de 36 millim. La respiration est complètement arrêtée. Mais on peut voir qu'à chaque mouvement inspiratoire que l'animal peut effectuer correspond un abaissement momentané sur la trace de la pression veineuse. Lorsque le manomètre en communication avec la bonbonne marque 6 centim., la pression veineuse est de 5 centim. On n'aperçoit plus alors aucun mouvement respiratoire. Par un tour de robinet on laisse tomber la pression de l'air à 2 centim. La pression veineuse tombe à 26 millimètres et oscille entre 26 et 16 millim, en suivant toutes les variations de la respiration, l'inspiration correspondant à un abaissement et l'expiration à une élévation. Alors on fait respirer l'animal à l'air libre et la pression tombe à 13 millim. Les oscillations ont disparu. Tous les tracés qui suivent et du reste tous ceux que nous avons pris dans les veines donnent le même résultat. Nous avons toujours obtenu une élévation de pression proportionnelle à la compression de l'air respiré. L'abaissement de la pression que nous avons signalé pendant que l'animal fait une inspiration s'est toujours présenté, mais nous n'en n'avons pas de plus bel exemple que le tracé que nous donnons de la pression veineuse et de la respiration, l'animal étant soumis à une pression de 2 centimètres, après l'avoir été pendant un certain temps à une pression de 6 centimètres.

Exp. II. Même jour, même chien. — *Pression du ventricule droit et respiration.* — Pour arriver dans le ventricule, nous n'avons eu qu'à pousser la sonde plus avant. Le premier tracé pris et le

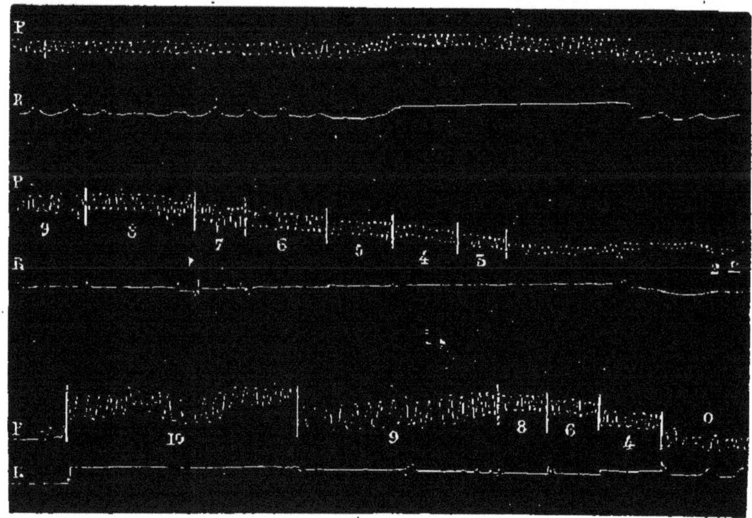

Fig. 2.

chien respirant à l'air libre nous montre la pression du sang dans cette cavité égale à 20 millim. de mercure. Les oscillations varient de 16 à 20 millim. Sur une longueur de 5 centim. on compte 14 battements ; la ligne d'ensemble suit les oscillations du tracé respiratoire. On fait arriver aux poumons de l'animal de l'air comprimé à 3 centim., aussitôt la pression monte et oscille entre 30 et 16 millim. Sur une longueur de 5 centim. on compte 13 battements ; en même temps que l'amplitude des oscillations a augmenté, la fréquence des battements a diminué ; la respiration est complètement arrêtée. On rend l'air libre à l'animal, la pression baisse aussitôt et la respiration reprend.

Alors nous mettons en communication les trois voies du robinet et nous continuons à refouler de l'air. La première partie du tracé a été prise à 2 centim. de pression puis, à 3, 4, 5, 6, 7, 8, 9. On voit que la pression du sang a toujours monté, que l'amplitude des oscillations a augmenté et que leur fréquence et leur régularité ont diminué à mesure que la compression de l'air a été plus forte. Ainsi à 4 centim., la pression oscille entre 4 et 5 centim. ; la fréquence des battements n'a pas encore sensiblement augmenté et la régularité n'est pas encore troublée. Nous arrêtons un moment le cylindre et lorsque l'air est sous une pression de 5 centim. nous le remettons en marche en continuant à refouler de l'air ; la pression est montée à 6 centim. et oscille entre 6 centim. et 45 millimètres ; à 6 centimètres el e oscille entre 7 et 5 centim. ; la fréquence diminue toujours et les irrégularités commencent à se montrer ; à 8 centim. la pression est à 29 et oscille entre 9 et 7. Un moment la pression minima est descendue à 6 : cette descente correspond sur le tracé de la respiration à un mouvement inspiratoire ; à 9 centim. la pression n'a pas monté, mais les irrégularités se développent ; la systole est difficile.

Il y en a une sur deux qui ne peut s'effectuer complètement. Nous recommençons encore cette expérience, mais en ne prenant les tracés que lorsque la compression de l'air a augmenté de 2 centim. A 4, 6, 8, même résultat que ci-dessus ; à 9, nous avons un tracé plus long : la pression a un peu baissé mais les oscillations ont beaucoup plus d'amplitude et sont beaucoup moins fréquentes. Sur une longueur de 6 centim., sur notre premier tracé pris à 8 centim. de pression d'air, nous comptons 16 pulsations ; sur le dernier, pris à 9 pour la même longueur, nous n'en comptons que 10. A 10 centim. nous obtenons un tracé très-irrégulier où la pression est très-inconstante, la fréquence des battements très-variable ainsi que l'amplitude des oscillations. Nous rendons l'air libre à l'animal, la pression baisse aussitôt, mais le cœur bat très-irrégulièrement et finit par s'arrêter avant que nous soyons en mesure de prendre un autre tracé.

A l'autopsie, nous trouvons la sonde dans le ventricule droit ;

le cœur et les poumons sont parfaitement sains ; les poumons se gonflent à l'insufflation et reviennent sur eux-mêmes. Le sang artériel est noir ; le chien est mort asphyxié.

Remarques. —Le ventricule droit et les veines présentent donc les mêmes variations de pression pendant la respiration d'air comprimé : la pression monte dans ces organes, les oscillations deviennent plus amples et moins fréquentes. Lorsque l'air respiré est à une pression de plus de 8 centimètres, les oscillations deviennent très-irrégulières et la systole surtout semble avoir peine à se produire. En refoulant de l'air, en même temps que l'on prend un tracé, on obtient une ligne d'ensemble qui s'éloigne régulièrement du zéro jusqu'à 9 centimètres, puis devient à partir de là très-irrégulière.

Nous ferons remarquer en passant que le phénomène d'arrêt du cœur que M. Gréhant a toujours obtenu à la pression de six centimètres au bout de quelques secondes, ne s'est pas produit dans ces expériences. Nous ferons aussi remarquer que la pression veineuse est montée à 5 centimètres sans que nous ayions vu l'arrêt du cœur se produire, mais il s'est produit dès que l'air libre a été rendu à l'animal après une pression de 10 centimètres.

Exp. III. — 27 mai 1875. — *Pression prise dans le ventricule gauche et respiration.* — Chien de chasse, vieux, mais fort et bien portant. On découvre la trachée et l'artère carotide droite. On introduit une sonde remplie d'eau carbonatée et on la pousse jusque dans le ventricule.

1er *Graphique.* — La première partie nous montre le tracé normal du ventricule gauche, ainsi que la respiration qui est très-irrégulière. La pression oscille entre 21 et 14 centim. Sur une longueur de 10 centim. on compte 12 battements. Au bout de 45 secondes environ, on fait arriver aux poumons de l'air soumis à une pression de 6 centim. de mercure : l'aiguille du pneumographe marque aussitôt une grande inspiration : La pression monte d'abord dans le ventricule, mais elle redescend aussitôt et tombe à 8 centim. en oscillant entre 7 et 9 centim. : l'amplitude des oscillations a donc considérablement diminué. A la fin de la diastole on remarque vers la fin du premier tracé une ligne droite qui indique un léger temps d'arrêt à ce moment : sur une longueur de 10 centim. on ne compte plus que 9 pulsations.

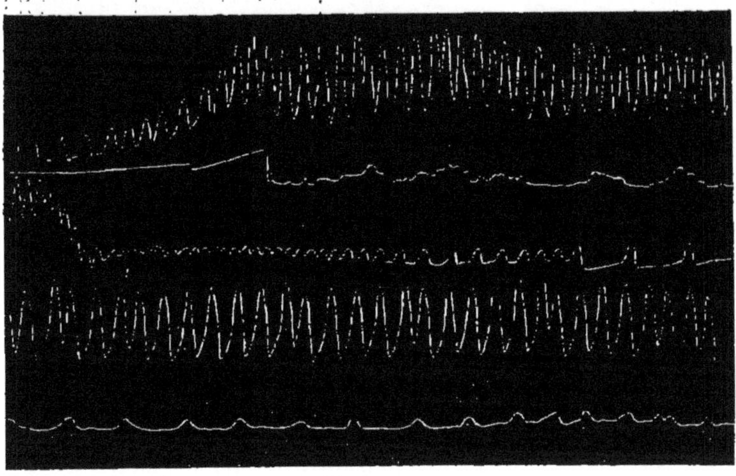

Fig. 3.

Le deuxième tracé n'est que la continuation du premier. La respiration est complètement arrêtée. L'arrêt post-diastolique est d'abord plus marqué, puis tout à coup s'efface pour reparaître encore pendant 6 ou 7 battements, puis disparaît tout à fait. La pression est tombée à ce moment à 5 centim. et n'oscille plus que de 1 centim.; mais les battements du cœur sont accélérés et sur une longueur de 10 centim. on compte 16 pulsations. Les oscillations sont de plus en plus petites et de plus en plus fréquentes. On rend alors l'air libre à l'animal, l'aiguille du pneumographe marque aussitôt une grande expiration et la pression remonte : après 7 battements, elle est à 15 centim. et les oscillations recommencent à prendre de l'amplitude.

Troisième tracé. — Le troisième tracé est la suite du second, et donne les variations de la pression du ventricule gauche après la compression : elle monte jusqu'au niveau où elle était primitivement et les oscillations reprennent leur amplitude ; la respiration se régularise et l'on commence à retrouver la trace de son influence sur la respiration.

2e *Graphique.* — 1er tracé. — La sonde est toujours dans le ventricule gauche ; la pression oscille entre 20 et 14 centim. et montre des irrégularités très-marquées dues aux influences respi-

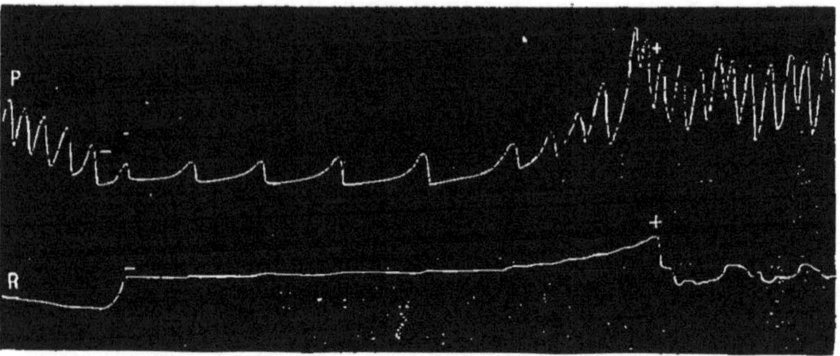

Fig. 4.

ratoires. Sur une longueur de 10 centim., on compte 12 pulsations : on fait arriver aux poumons de l'animal de l'air comprimé à 6 centim. ; il se produit une grande inspiration interrompue au milieu de son ascension, puis la pression monte ; mais elle redescend vite à 10 centim. Les oscillations deviennent alors très-irrégulières, mais de plus en plus petites. Après la quatrième diastole, on remarque un long arrêt représenté par une ligne droite, puis la systole est plus ample que la précédente. Après la cinquième diastole autre arrêt, mais moins long, la systole est moins ample que la précédente. On observe ces arrêts après chaque diastole, mais de moins en moins longs et les systoles de plus en plus petites jusqu'au moment où l'on rend l'air libre à l'animal : la pression était tombée au-dessous de 5 centimètres ; aussitôt que l'air libre est rendu à l'animal, il se produit une grande expiration et le cœur se met à battre plus régulièrement ; la pression remonte et dans le 2e tracé.

Deuxième tracé. — Pris deux minutes après la décompression, nous trouvons que la pression oscille entre 16 et 12 centim., avec

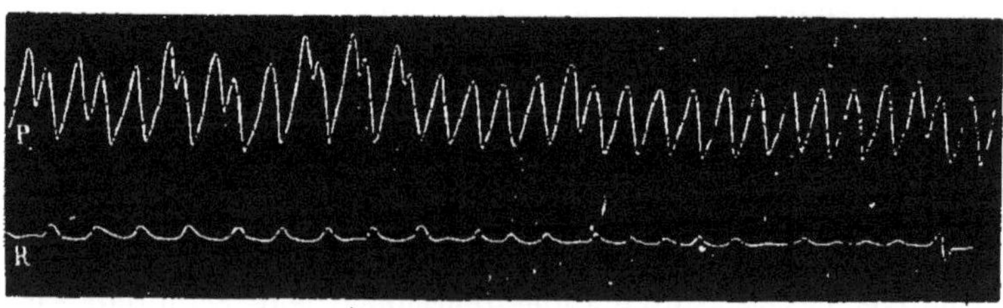

Fig. 5.

quelques irrégularités dues à la respiration qui est très-précipitée. Vers le milieu du tracé la respiration se ralentit légèrement et on remarque sur la ligne donnée par le ventricule au commencement de l'expiration une diastole très-courte, après laquelle vient une systole qui fait monter la pression jusqu'à 20 centim. : ce phénomène se continue en s'atténuant jusqu'à la fin du tracé.

3e *Graphique.* — Tracé I. — La pression dans le ventricule

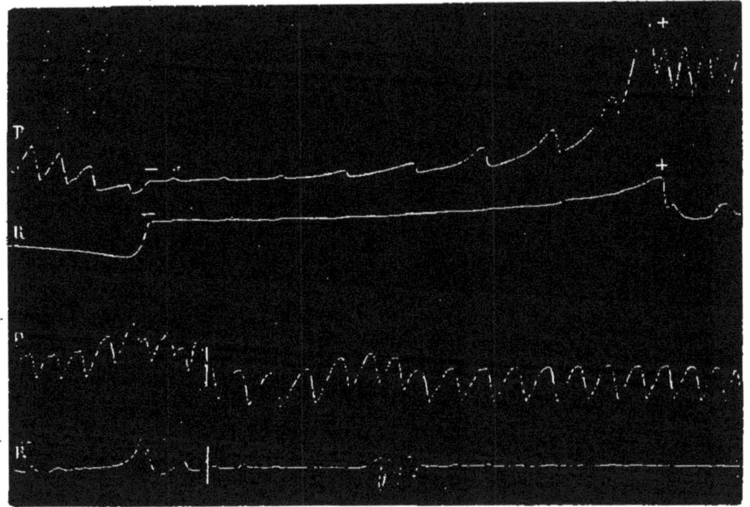

Fig. 6.

gauche oscille entre 20 et 14 centim. ; l'amplitude a donc diminué, les pulsations n'ont point augmenté de fréquence : on fait arriver au poumon de l'animal de l'air comprimé à 8 centimètres. La pression monte aussitôt, mais elle retombe et descend à 12 centim. puis à 8. Les systoles s'éloignent de plus en plus et leur amplitude diminue ; enfin la pression tombe à 5 centim., où elle demeure stationnaire ; les systoles sont rares et leur amplitude ne dépasse pas 2 millim. On rend l'air libre à l'animal, le premier mouvement qui se manifeste est une diastole après laquelle on remarque un léger arrêt, puis la pression monte et les mouvements du cœur se régularisent. La respiration qui était arrêtée en inspirations depuis l'arrivée de l'air comprimé tombe en expiration et s'y maintient jusqu'à la fin du tracé.

Tracé II. — Continuation du premier. La pression est montée à 14 cent. et oscille entre 14 et 10. Les battements du cœur sont réguliers mais peu fréquents, sur une longueur de 10 cent., on ne compte que 6 pulsations. La respiration est toujours arrêtée, au bout de 20 secondes seulement le pneumographe donne quelques petites oscillations; alors on fait la respiration artificielle qui produit sur le tracé 3 mouvements respiratoires très-précipités et très-amples. La pression a monté pendant la respiration artificielle de 2 centim., puis elle redescend au même niveau qu'auparavant. On arrête un moment le cylindre. On le remet en marche 5 minutes après la décompression. La pression est montée dans le ventricule à 18 centim. et dans une inspiration forcée marquée sur le tracé respiratoire, elle monte jusqu'à 20 centim., puis s'établit entre 18 et 15 centimètres.

Remarques. — L'effet de la respiration de l'air comprimé sur le ventricule gauche est donc complètement inverse de celui qu'elle produit sur le ventricule droit. La pression monte, il est vrai, pendant une ou deux systoles au moment de l'arrivée de l'air comprimé, mais aussitôt après elle baisse, et d'autant plus que l'air est plus comprimé. Les oscillations diminuent d'amplitude et leur fréquence augmente jusqu'à ce que la compression soit assez forte pour produire un temps d'arrêt.

Nous ferons remarquer aussi que nous ne trouvons pas les irrégularités d'oscillations que nous avons signalées dans le ventricule droit. La pression dans le ventricule gauche décroît de plus en plus, mais régulièrement, jusqu'au point où elle s'établit, puis elle remonte un peu si l'animal parvient à faire un mouvement expiratoire. La fréquence des pulsations diminue aussi à peu près régulièrement ainsi que leur amplitude; aussitôt que l'air libre est rendu à l'animal, la pression remonte, et si le cœur était à peu près arrêté, les battements reparaissent avec beaucoup de fréquence et reprennent une grande amplitude au bout de peu de temps, sans arriver toujours à l'amplitude première.

Un fait qu'il faut noter aussi, et qui s'est produit sur nos derniers tracés respiratoires, c'est l'arrêt complet de la respiration pendant un certain temps après la décompression.

Exp. IV. — 10 avril 1875. — *Pression dans la carotide.* — Chien de chasse, 2 ans, bien portant, neuf.

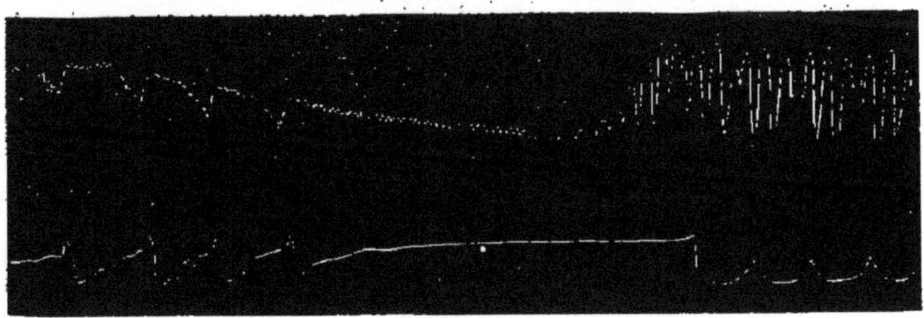

Fig. 7.

La première partie du tracé donne les variations de la pression normale et de la respiration; la respiration est un peu fréquente, mais très-régulière. La pression maxima est de 17 cent., elle oscille entre 17 et 10 cent. sur un espace de 10 centim., les pulsations sont au nombre de 17. Ce tracé montre bien l'influence de la respiration sur la circulation; à chaque inspiration la diastole est beaucoup plus longue, par conséquent la pression moyenne baisse; à chaque expiration, au contraire, elle est courte, la pression moyenne s'élève. On fait arriver aux poumons de l'animal, de l'air soumis à une pression de 3 centim., la pression s'élève d'abord un peu, mais elle tombe bientôt à 9 centim. Les oscillations ne sont plus que de 3 et 2 millimètres; la respiration est suspendue; sur une longueur de 10 centim. on compte 42 pulsations; la ligne d'ensemble s'élève un peu pendant que l'animal fait des efforts pour effectuer une expiration; à la fin de l'expiration elle est montée à 11 centim., alors l'animal fait une inspiration brusque et la pression baisse de 2 centim., puis elle remonte à l'expiration et ainsi de suite jusqu'à la fin du tracé, où l'on voit que la ligne d'ensemble s'est élevée jusqu'à 12 centimètres. On voit que la gêne apportée à l'expiration ne fait qu'accentuer l'influence des mouvements respiratoires sur la pression sanguine.

Cette expérience n'a pu être continuée, l'animal étant mort sous cette pression au bout de 5 minutes.

Exp. V. — Jeudi 20 mai 1875. — *Pression prise dans la crosse de l'aorte.* — Chien jeune, bien portant, quoique ayant subi un mois auparavant la section du glosso-pharyngien droit. On enfonce la sonde par la carotide droite jusque dans la crosse de l'aorte et l'on prend le tracé normal.

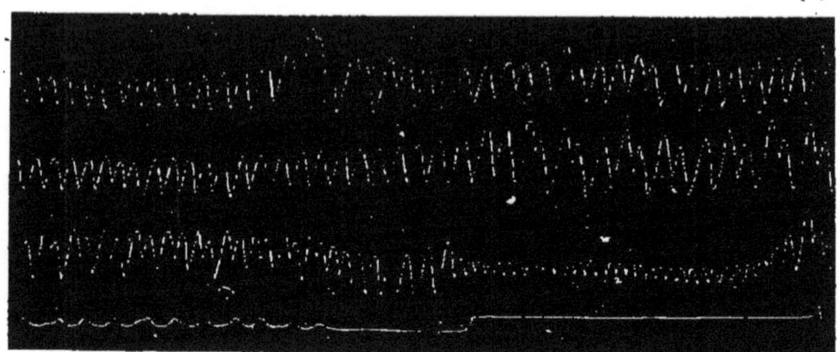

Fig. 8.

La pression maxima est de 18 centimètres, elle oscille entre 18 et 14 centim. Sur une longueur de 10 cent. les pulsations sont au nombre de 11. On fait arriver au poumon de l'animal de l'air soumis à la pression de 3 centimètres; la pression monte d'abord, mais elle redescend bien vite et tombe au-dessous de la pression normale. La pression maxima n'est plus que de 15 cent. et la pression minima de 12 cent. 1/2. La fréquence des pulsations est restée stationnaire. On n'en trouve encore que 11 sur une longueur de 10 centim. L'animal est rendu à l'air libre; les pulsations sont très-irrégulières et nous paraissent dues aux influences respiratoires. On fait encore arriver au poumon de l'animal de l'air comprimé à 3 cent., la pression diminue encore légèrement et les battements du cœur semblent plus réguliers.

Le 3e tracé, auquel est joint un tracé respiratoire, nous montre bien l'effet de l'arrivée de l'air comprimé aux poumons; nous voyons d'abord une ascension brusque qui porte la pression maxima jusqu'à 20 centim., puis elle tombe à 13 centim.; les battements du cœur deviennent plus fréquents, on en compte 20 sur une longueur de 10 centim. pendant que l'animal est en apnée. On rend l'animal à l'air libre, la pression maxima s'élève, la pression moyenne reste d'abord à peu près stationnaire. Au moment où l'air libre est rendu à l'animal, il se produit une grande expiration, et pendant un certain temps, l'animal ne fait aucun mouvement respiratoire. Mais dès qu'apparaît une inspiration, les mouvements respiratoires se rétablissent et la pression remonte; les battements du cœur diminuent de fréquence; sur une longueur de 10 centim. on ne compte plus que 13 pulsations. L'amplitude des oscillations augmente. Il s'établit un certain dicrotisme dans les battements du cœur, correspondant parfaitement aux oscillations de la respiration.

Exp. VI. — Mardi 30 mars 1875. — *Pression prise dans l'artère fémorale.* — Chien de taille moyenne, griffon, bien portant, neuf.

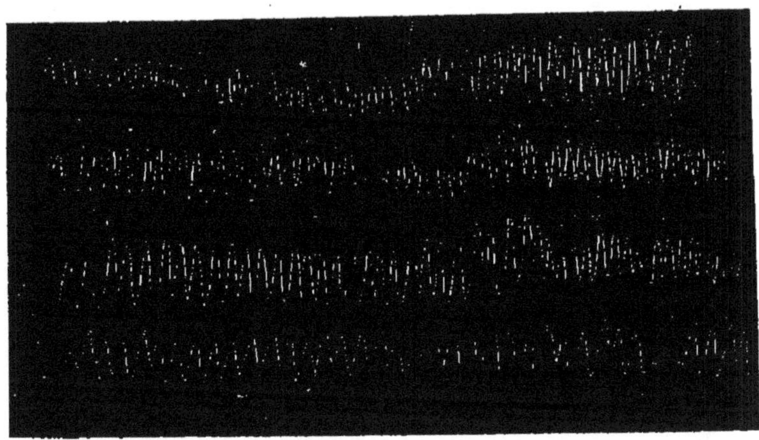

Fig. 9.

Le premier tracé donne la pression normale de l'artère fémorale; elle oscille entre 16 et 8 centim. Sur une longueur de 10 centim. on compte 13 pulsations. On fait arriver de l'air comprimé à 2 centim. aux poumons de l'animal, aussitôt la pression baisse, les oscillations diminuent d'amplitude et augmentent de fréquence. La pression est tombée à 10 centim. et oscille entre 10 et 6 centim. Sur une longueur de 10 centim. on compte 16 pulsations; peu à peu la pression artérielle remonte à 14 centim. et les oscillations sont de 4 centim.

Le 2e tracé est la continuation du premier; l'animal est toujours soumis à la pression de 2 centim.; on voit que la pression artérielle a monté, mais les pulsations sont très-irrégulières. On remarque, après la 16e pulsation qui marque une baisse de la pression, quelques pulsations très-énergiques, qui font monter la pression à près de 20 cent., mais elle redescend vite à 12 cent. pour monter encore et redescendre. Quoique nous n'ayions pas pris de tracé respiratoire, nous pouvons affirmer que ces élévations subites correspondent aux efforts que fait l'animal pour chasser l'air de ses poumons.

Le 3e tracé est la continuation du second. La pression oscille entre 12, 14 et 16 centim.; alors on rend l'air libre à l'animal la pression monte aussitôt à 18 centim. et oscille entre 18 et 12 centim., puis elle s'établit entre 17 et 10. Les pulsations qui, sur une longueur de 10 centim., étaient au nombre de 16 avant la respiration à l'air libre, ne sont plus qu'au nombre de 12 sur la même longueur.

Le 4e tracé a été pris 4 à 5 minutes après la communication des poumons avec l'air libre. La pression oscille entre 14 et 10 centim.; elle a donc baissé ; les pulsations ne sont plus qu'au nombre de 10 sur une longueur de 10 centim. On peut y voir aussi un commencement de dicrotisme.

Exp. VII. — 1er avril 1875. — *Pression prise dans la fémorale et respiration.* — Chien jeune, bien portant, neuf.

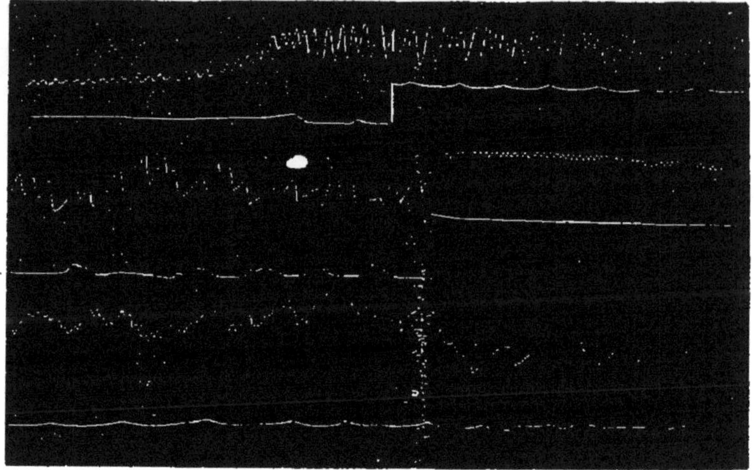

Fig. 10.

Le 1er tracé donne la pression et la respiration normale. La pression oscille entre 12 et 8 centim., elle baisse pendant l'inspiration et s'élève pendant l'expiration; la respiration est donc plus thoracique qu'abdominale ; c'est ce que nous avons observé dans le cours de notre expérience. Sur une longueur de 10 cent. on compte 17 pulsations. On met la trachée de l'animal en communication avec de l'air comprimé à 6 centim. Après une hausse insignifiante, la pression baisse et tombe à 43 millim. Les oscillations n'ont plus qu'une amplitude de 3 à 5 millim.; la pression remonte peu à peu jusqu'à 8 centim. et reste stationnaire. Sur une longueur de 10 centim. on compte 32 pulsations. Pendant une minute et demie, l'animal n'a pas fait un mouvement respiratoire. La communication entre les poumons et l'air comprimé a été faite à 4 heures 25; il est 4 h. 26 1/2.

A 4 h. 30 on prend encore un tracé; l'animal est resté soumis à l'air comprimé, mais la pression est descendue dans l'appareil à 2 centim.; les mouvements respiratoires s'exécutent, mais avec une grande difficulté; le cœur s'est considérablement ralenti; sur une longueur de 10 centim. on ne compte plus que 10 à 12 pulsations. La pression est montée à 12 centim. et oscille entre 12 et 8. A 4 h. 38 on ne compte plus que 6 pulsations pour la même longueur; alors on rend l'air libre à l'animal; la pression monte aussitôt par petites oscillations jusqu'à 14 centim. Elle oscille ensuite en suivant les mouvements respiratoires entre 16 et 13 centim., mais on remarque qu'à ce moment l'élévation répond à l'inspiration et l'abaissement à l'expiration; la respiration est devenue abdominale; les pulsations sont au nombre de 20 à 25 sur une longueur de 10 centim.

Exp. VIII. — 3 avril 1875. — *Pression prise dans la fémorale.* — Même chien du 1er avril.

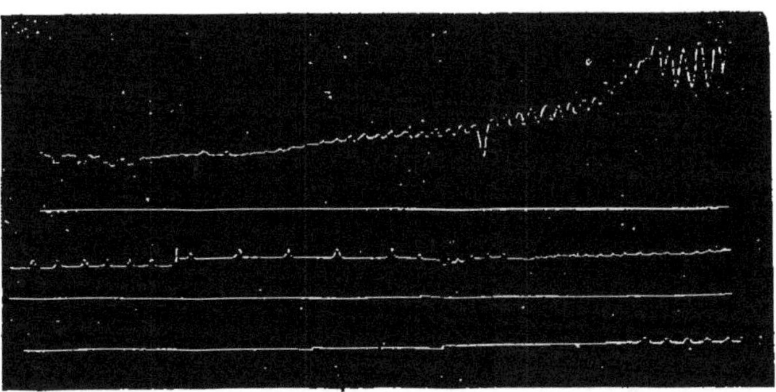

Fig. 11.

La pression normale oscille entre 17 et 12 centim. 1/2. Sur une longueur de 6 centim. on compte 6 pulsations. A 5 h. 35, on fait arriver au poumon de l'animal de l'air soumis à la pression de 6 centim. La pression baisse aussitôt et décrit sur le cylindre une ligne oblique à peu près droite jusqu'au moment où elle tombe à 5 centim. La fréquence des pulsations augmente; l'amplitude diminue de plus en plus et au bout d'environ 20 secondes, on aperçoit après la diastole une petite ligne horizontale, qui indique une intermittence des battements du cœur, mais ce phénomène est de courte durée. Les oscillations alors extrêmement faibles reprennent un peu d'amplitude; elles décrivent des lignes brisées qu'on croirait dues à l'influence des mouvements respiratoires, mais qui ne viennent que de l'agitation de l'animal. L'expérience dure depuis une minute. A 5 h. 37, on reprend un tracé, la pression est tombée au-dessous de 4 centim.; les intermittences ont reparu un peu plus longues que la première fois et les pulsations sont extrêmement faibles. Après un instant d'arrêt, à 5 h. 38, on remet le cylindre en mouvement, la pression a un peu monté, elle est à 4 centim., mais les intermittences sont plus longues, elles mesurent 2 centim. On arrête encore le cylindre; à 5 h. 40, la pression a encore baissé, elle est tombée au-dessous de 3 centim.; les intermittences sont moins longues et l'amplitude des oscillations est un peu plus grande. A 5 h. 41, la pression est tombée à 1 centim., l'amplitude des oscillations a diminué, les intermittences sont toujours très-marquées. A 5 h. 42 la pression est tombée à 8 millim. et les oscillations ont à peu près cessé. A 5 h. 43 m., la pression est tombée à 0; l'animal est mort.

Exp. IX. — 12 juin 1875. — *Pression prise dans la carotide gauche et respiration.*

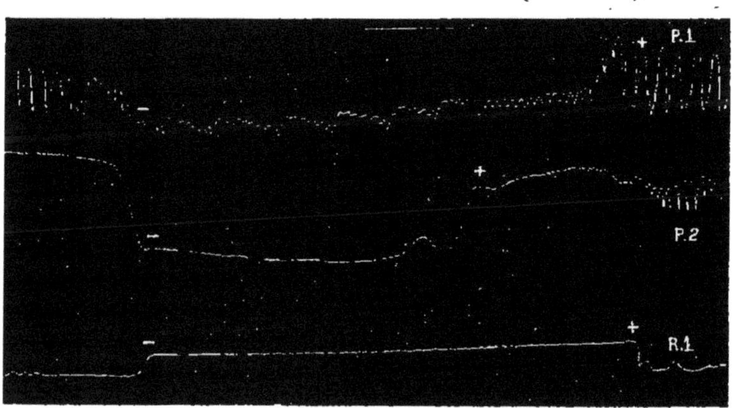

Fig. 12.

Le 1er tracé a été pris à l'état normal; la pression oscille entre 18 et 12 centim.; les battements du cœur sont réguliers et suivent les oscillations de la respiration. Sur une longueur de 6 centim. on compte 7 pulsations. On fait arriver aux poumons de l'animal de l'air soumis à la pression de 5 cent., la pression s'élève pendant 4 pulsations, puis elle tombe à 12 c. et les oscillations diminuent considérablement d'amplitude et deviennent beaucoup plus fréquentes. Sur une longueur de 6 c. on compte

13 pulsations ; la respiration semble complètement arrêtée et les légères oscillations qu'on voit sur le tracé sont produites probablement par le choc de la pointe du cœur contre les parois de la poitrine. On remarque cependant sur le tracé de la carotide des abaissements placés à intervalles réguliers qui ressemblent beaucoup aux effets produits par les insuffluences respiratoires. On rend l'air libre à l'animal, la pression monte aussitôt et la respiration tombe en expiration.

Alors on coupe les deux nerfs pneumogastriques de l'animal 2e tracé. Les battements du cœur sont beaucoup plus fréquents ; on en compte 25 sur une longueur de 6 centim., la pression est à 14 centim. On fait arriver l'air comprimé, la légère hausse qui se produisait très-sensible dans les autres tracés est à peu près nulle. La pression baisse et tombe à 5 centim.; les oscillations qui un moment avaient à peu près disparu deviennent plus sensibles, mais elles ont encore moins d'amplitude qu'avant l'arrivée aux poumons de l'air comprimé ; elles sont aussi plus fréquentes ; sur une longueur de 10 centim. on en compte 30. On rend l'air libre à l'animal, la pression monte aussitôt plus haut qu'elle n'était avant l'expérience, elle s'élève rapidement jusqu'à 17 centim.

2e *Graphique* (fig. 13). — La pression est à 15 centim.; elle

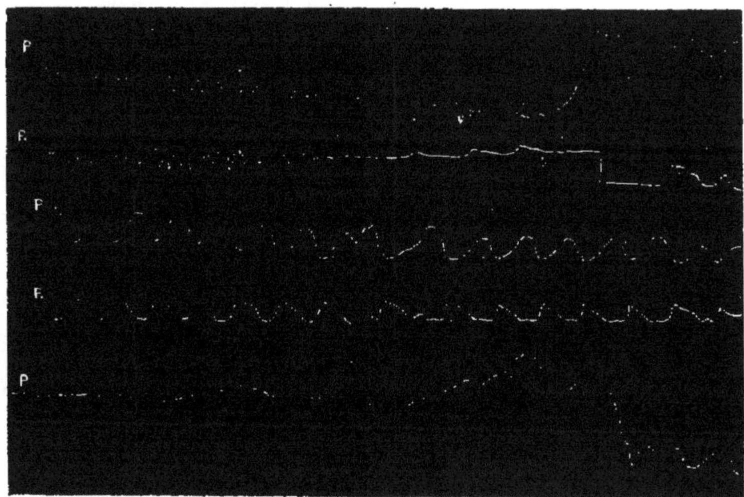

FIG. 13.

obéit aux influences respiratoires. On fait arriver au poumon de l'air comprimé à 8 centim. Après une légère hausse, la pression baisse et tombe à 45 millim. La respiration s'arrête en inspiration, mais l'animal commence à faire de violents efforts pour chasser l'air qui comprime ses poumons. Les mouvements qu'il exécute, bien qu'ils ne réussissent pas à chasser la moindre quantité d'air, se transmettent sur le graphique et l'on peut voir que la pression obéit à tous les mouvements des muscles expiratoires. Bientôt ces mouvements deviennent beaucoup plus fréquents et les pulsations disparaissent complètement du tracé donné par la carotide. On ne voit plus que les oscillations que font subir à la colonne sanguine les pressions communiquées au cœur par l'entremise de l'air contenu dans les poumons. Ces pressions sont produites par la contraction des muscles expirateurs, qui en diminuant la cavité abdominale, tendent à refouler le diaphragme vers la cavité thoracique.

Dans le 2e tracé, on voit que les efforts de l'animal sont moins précipités, mais il est toujours très-oppressé. On commence à distinguer les battements du cœur au milieu des grandes oscillations dues aux efforts musculaires. Dans ces deux tracés on remarque que la descente de la pression correspond toujours à un mouvement inspiratoire et la montée à un mouvement expiratoire.

Dans le 3e tracé, l'air libre est rendu à l'animal, la pression monte aussitôt et les oscillations reparaissent plus sensibles ; elle monte d'abord jusqu'à 20 centim., puis après quelques oscillations elle s'établit entre 18 et 16 centim.

3e *Graphique* (fig. 14). — La pression est de 14 centim. Nous

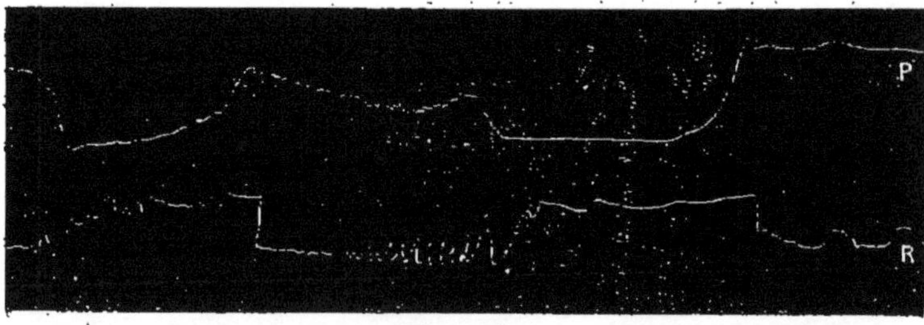

Fig. 14.

mettons la trachée en communication avec de l'air comprimé à 10 centim. La pression monte d'abord légèrement, puis tombe à 6 centim. Le cœur s'arrête et les mouvements respiratoires exécutés par l'animal ne sont plus transmis à la colonne sanguine ; la ligne est absolument droite. Y aurait-il un caillot dans la canule placée sur le trajet de l'artère ? On tourne le robinet l'animal respire à l'air libre. Aussitôt la pression remonte et les oscillations reviennent. La respiration est saccadée, fréquente et irrégulière. La pression est remontée à 9 centim. seulement. On remet de l'air comprimé à 8 centim., l'animal commence à exécuter toutes sortes de mouvements respiratoires sans succès, mais ils retentissent sur le tracé de la pression supportée par la carotide. Les légères oscillations qu'on y remarque ne sont, comme dans le précédent tracé, que le résultat de la contraction des muscles expirateurs. Le cœur est encore arrêté. On rend l'animal à l'air libre et la pression remonte en même temps que la respiration reprend.

EXPÉRIENCE SUR LA VITESSE DU SANG.

Nous avons recherché si la vitesse du sang était augmentée ou diminuée dans les artères pendant la respiration d'air comprimé. Nous nous sommes servi de l'appareil d'Oding composé de deux ampoules de verre reliées ensemble par un tube recourbé, communiquant avec l'atmosphère par un prolongement, puis de deux plateaux métalliques superposés et percés de deux trous. Le plateau supérieur est mobile et peut, par un mouvement de rotation, changer le rapport de leurs trous. Au trou du plateau supérieur viennent aboutir les prolongements des ampoules qui y sont fixées; au plateau inférieur se rendent de petits tubes métalliques qu'on peut mettre en communication avec les deux bouts d'un vaisseau. L'une des ampoules est remplie d'huile, l'autre d'une solution de carbonate de soude : on met l'ampoule remplie d'huile en communication avec le bout central de l'artère, et l'ampoule remplie de carbonate de soude avec le bout périphérique. On remarque le temps que l'ampoule met à se remplir ; une fois que l'huile a passé du côté opposé, on fait tourner le plateau, l'ampoule pleine de sang se trouve en rapport avec le bout périphérique de l'artère où le sang se déverse à mesure que l'autre ampoule se remplit.

L'expérience a été faite sur un chien griffon de taille moyenne, bien portant, neuf. Après avoir découvert l'artère fémorale et y avoir installé l'appareil, nous avons compté, au moyen d'un chronomètre, le temps que l'ampoule mettait à se remplir. Nous avons renouvelé trois fois l'épreuve ; à la première épreuve, le sang met huit secondes à remplir l'ampoule, à la deuxième dix secondes, et à la troisième, neuf.

Alors nous faisons arriver aux poumons de l'animal de l'air comprimé à 35 millimètres. Nous notons :

1re épreuve :	L'ampoule met	18	secondes à se remplir.
2e épreuve :	—	20	—
3e épreuve :	—	30	—
4e épreuve :	—	35	—

Alors nous rendons l'air libre à l'animal.

L'ampoule ne met :	1° que	12	secondes à se remplir.
	2° que	10	—
	3° que	11	—
	4° que	9	—

Alors nous remettons la trachée de l'animal en communication avec l'air comprimé à 5 centimètres. Nous comptons 35 secondes : le cœur s'arrête, l'ampoule n'est qu'à moitié pleine.

Nous rendons l'air libre à l'animal et l'ampoule met encore 30 secondes pour finir de se remplir ; à la seconde épreuve elle met 40 secondes ; à la troisième, 30, à la quatrième 25, puis un caillot se forme dans l'artère et nous sommes obligés d'interrompre nos observations.

Pendant cette expérience, nous avons pu observer l'augmentation de fréquence des pulsations artérielles pendant la respiration d'air comprimé; nous avons pu remarquer aussi que lorsque le cœur s'arrête il y a déjà quelques secondes que l'ampoule ne reçoit que du sang noir.

INFLUENCE SUR LA RESPIRATION.

Dès que l'air comprimé arrive aux poumons d'un animal, l'aiguille du pneumographe monté brusquement et s'arrête en inspiration pendant un temps plus ou moins long, suivant le degré de compression de l'air et la force physique de l'animal. Cette inspiration est toujours plus ample que les plus longues que peut faire le sujet à l'état normal, aussi, même à une pression modérée, l'expiration ne peut plus se faire par les mêmes moyens qu'à l'état normal, il y a donc une gêne à l'expiration.

Pour bien comprendre le mécanisme de l'expiration, pendant la respiration d'air comprimé, il faut le comparer à celui de l'expiration normale, M. Bert (1) dans ses leçons sur la physiologie de la respiration, s'exprime ainsi sur le mécanisme de l'expiration :

« Si vous cherchez dans les livres de physiologie quels sont les agents de l'expiration, vous trouverez que cet acte est dû principalement au retour spontané du thorax dans sa position première, quand cessent de se contracter les muscles respirateurs à l'élasticité du poumon et à la contraction de certains autres muscles désignés

(1) Paul Bert, Leçons sur la physiologie comparée de la respiration, p. 357.

comme expirateurs; tels sont au plus haut degré les muscles de l'abdomen.

« Disons d'abord, et les auteurs sont tous d'accord sur ce point, que les muscles n'entrent qu'assez rarement en action, l'expiration étant d'ordinaire un acte en quelque sorte passif, un retour à l'état de repos d'où l'inspiration a fait sortir les poumons et le thorax.

« Les auteurs mettent ordinairement au même rang comme importance, l'élasticité des poumons et l'élasticité thoracique. Ainsi chez l'enfant très-jeune et le lapin, le thorax est à peine mis en mouvement par la respiration et tout se passe entre le diaphragme et la paroi abdominale. L'élasticité de celle-ci entre en jeu dans la respiration régulière, mais son rôle est d'une médiocre importance. La preuve se trouve dans le peu de trouble qu'apporte à la respiration d'un lapin chloroformé la section des muscles du ventre. »

« Dans l'acte respiratoire régulier, l'agent principal me paraît être l'élasticité du tissu pulmonaire.

« Si sur un chien qui vient de mourir, et dans la trachée duquel se trouve un tube communiquant avec le levier de l'appareil enregistreur, on fait entrer en contraction à l'aide du galvanisme, l'ensemble des parois abdominales, on verra qu'un peu d'air s'échappe encore par la trachée, mais la quantité est si minime qu'elle peut être négligée.

« Le rôle de ces muscles se trouve donc nettement indiqué; ils n'interviennent pas dans les mouvements ordinaires de l'expiration; tout le monde est d'accord là-dessus. Mais celle-ci doit-elle être, pour une raison quelconque soudaine et énergique; s'agit-il de souffler, de crier, les muscles expirateurs se contractent et arrivent au secours de l'élasticité du poumon. Quelque obstacle existe-t-il à l'expiration, ils entrent de même en jeu, mais on ne peut leur attribuer le rôle d'expulser le résidu après que l'élasticité a fait son office, puisque nous avons vu que cette dernière puissance, dans ces conditions, va aussi loin qu'ils peuvent aller eux-mêmes. »

La force élastique du poumon est égale chez le chien à 30, à 45 centimètres d'eau.

Il résulte de là que dans nos expériences pour produire l'apnée, il nous a suffi d'opposer à la sortie de l'air, une résistance de 22 à 33 millimètres de mercure. Cette apnée dure jusqu'au moment où les muscles expirateurs se contractent et viennent au secours de l'élasticité pulmonaire. Dès que la première expiration a pû s'effectuer, la respiration se régularise.

Nous croyons que ce fait est une nouvelle preuve apportée aux idées de M. Bert; car si les muscles expirateurs agissaient à l'état normal, l'apnée ne surviendrait pas, l'expiration pourrait cependant être légèrement drolongée. Après la première expiration, la respiration s'établit si régulièrement, qu'il est impossible qu'une autre force plus puissante que la première ne vienne se joindre à elle pour produire ce résultat.

Le degré de pression où survient l'apnée, dépend de l'âge et de la force des animaux ; chez les jeunes chiens elle se produit souvent dès que le manomètre marque 1 cent. ou 1 cent. 1/2 ; généralement à 3 centimètres elle persiste, et les muscles expirateurs ne peuvent la vaincre.

Chez les chiens dans la force de l'âge, et vigoureux, l'apnée survient toujours à 3 centimètres, mais la respiration se rétablit à l'aide des muscles expirateurs ;

alors elle suit une marche régulière; l'inspiration est toujours très-brusque, elle décrit sur le cylindre une ligne verticale; l'expiration au contraire est longue et décrit une ligne oblique, brisée, indiquant les efforts que l'animal est obligé de faire pour renouveler l'air dans ses poumons.

A la pression de 4, 5, 6 cent. et au-dessus, la respiration ne se rétablit jamais, et les mouvements qu'on voit quelquefois inscrits sur le cylindre sont produits par les efforts impuissants que fait l'animal pour expulser l'air de ses poumons.

Dans notre expérience après la section des pneumogastriques (fig. 13, tracés 1 et 2), nous avons signalé un fait sur lequel nous croyons utile de revenir. L'animal fait de vains efforts pour arriver à chasser l'air de ses poumons. La pression exercée sur le diaphragme par les muscles abdominaux, retentit sur le cœur par l'intermédiaire de l'air, et se transmet sur la colonne sanguine jusqu'à la carotide. Le tracé pris dans cette artère reproduit presque exactement le tracé donné en même temps par le pneumographe. Nous n'avons donc pas dans les oscillations que nous remarquons sur le tracé de la carotide, une inscription des battements de cœur, mais des pressions successives qui agissent momentanément sur cet organe. On peut donc dire que les mouvements respiratoires s'enregistrent par la carotide.

M. Bert (1) a signalé, *dans ses leçons sur la respiration*, un fait analogue, qu'il décrit de la façon suivante : « On sait que les battements du cœur changent les conditions

(1) Ouvrage cité page 338.

de la pression intra-thoracique ; l'afflux sanguin, qui se fait à chaque diastole, doit (en supposant le thorax immobile), comprimer l'air du poumon, et, si la glotte est ouverte, provoquer une légère expiration ; de même lorsque le cœur se vide brusquement, le sang qu'il lance hors du thorax doit être remplacé par une certaine quantité d'air venu par la trachée. Dans l'état normal, cela est peu sensible à cause des modifications incessantes que la respiration apporte dans la capacité aérienne du thorax. Mais on peut aisément mettre en évidence ces phénomènes. Il suffit pour celà de mettre en communication la trachée d'un chien avec l'appareil enregistreur, puis de trancher d'un coup le bulbe de l'animal ; la respiration s'arrête à l'instant, et le cœur continuant de battre pendant quelques minutes, ses battements s'enregistrent par l'intermédiaire de l'air et de la trachée. »

INFLUENCE SUR LA CIRCULATION.

Action sur la pression sanguine. — La pression augmente dans les veines et dans le cœur droit ; elle baisse dans les artères et dans le cœur gauche.

L'élévation de la pression dans les veines et dans le cœur droit est brusque ; elle se maintient pendant tout le temps que l'animal respire de l'air comprimé. Cette élévation s'accentue à mesure que la pression de l'air respiré augmente. Si l'animal parvient à faire un mouvement expiratoire ou inspiratoire, la pression subit toutes les variations qu'elle montre à l'état normal, mais beaucoup plus accentuées. Elle monte à l'expiration, elle baisse à l'inspiration. Si nous avions tourné notre polygraphe de manière que l'expiration s'inscrivit en haut, et l'inspiration en bas, nous aurions eu souvent comme ligne de pression la reproduction à peu près exacte du tracé respiratoire.

Dans les artères et dans le cœur gauche, la pression après avoir monté pendant 3 ou 4 systoles, baisse et ne se relève un peu que si l'animal parvient à faire quelques mouvements respiratoires ; alors dans les artères thoraciques on observe toujours, comme dans les veines, une élévation de la pression moyenne à l'expiration, et une baisse à l'inspiration. C'est exactement ce qui se produit à l'état normal. Dans les artères situées au-dessous du diaphragme, on n'observe jamais le contraire. Nous avons dit dans notre résumé de physiologie normale, qu'il se produit souvent une baisse à l'inspiration et une hausse à l'expiration, et que ce phénomène est produit par le mode de respirer de l'animal ; mais dans la respiration d'air comprimé, l'animal n'a aucun effort à faire pour amener l'air dans ses poumons ; ce n'est plus le diaphragme qui joue un rôle, ce sont les muscles expirateurs. La compression de la cavité abdominale sera donc encore plus forte pendant l'expiration que pendant l'inspiration. Les vaisseaux de l'abdomen seront donc plus comprimés, leur calibre sera diminué pendant l'expiration, ce sera donc encore une autre cause pour que la pression s'élève pendant ce temps de la respiration. Mais dans ces variations, la pression n'atteint presque jamais la hauteur qu'elle accuse à l'état normal.

Dans les artères situées au-dessous du diaphragme, la légère hausse de pression qui se produit si sensible dans les artères situées au-dessus, à l'arrivée de l'air comprimé au poumon, est toujours très-peu accentuée.

Un phénomène très-remarquable et qui s'observe dans les vaisseaux de toutes les régions, avec la même intensité, c'est la modification d'amplitude des oscillations de la pression sanguine. Les artères et les veines donnent un tracé d'un aspect absolument différent. Dans les veines et dans le cœur droit, les oscillations augmentent d'amplitude à mesure que la pression de l'air respiré augmente. Dans les artères et dans le cœur gauche, l'amplitude des oscillations diminue quand la pression de l'air s'élève. La fréquence des pulsations présente aussi des modifications très-intéressantes ; leur nombre diminue dans les veines et dans le cœur droit ; il augmente au contraire dans les artères. Mais ceci n'est vrai que jusqu'à une certaine pression ; chez les animaux vigoureux et dans la force de l'âge, ce fait est exact en général tant que l'air respiré n'est pas soumis à une pression de plus de 5 centimètres. Chez les animaux jeunes, il est exact jusqu'à 3 ou 4 centimètres.

Lorsque l'air respiré supporte une pression de 5 centimètres et au-dessus, les pulsations diminuent de fréquence et d'amplitude dans les artères et dans le cœur gauche. Le tracé présente une ligne droite avec quelques oscillations qui vont en diminuant jusqu'à ce que l'animal exécute des mouvements respiratoires qui retentissent sur le cœur. Si la pression de l'air est assez forte pour empêcher ces mouvements de s'effectuer, le tracé ne tardera pas à présenter une ligne droite sans aucune oscillation. Le cœur est alors arrêté.

La pression nécessaire à produire ce résultat est loin d'être la même pour tous les animaux. Nous en avons vu auxquels il a fallu faire respirer de l'air comprimé à 8 et 10 centimètres de pression pour provoquer l'arrêt du cœur; chez d'autres, au contraire, cet arrêt se produisait au bout de quelques minutes avec de l'air comprimé à 3 centimètres.

Nous ferons remarquer que nous n'avons observé l'arrêt du cœur que dans les artères ou dans le cœur gauche; nous avons cependant poussé la pression jusqu'à 10 centimètres en prenant la pression dans le ventricule droit, et nous n'avons pu le produire. Nous croyons que, pour arrêter le cœur, il faut non-seulement que la pression soit élevée à 6 centimètres pour un chien vigoureux, mais encore que l'arrivée aux poumons de l'air comprimé soit brusque.

Causes de ces phénomènes. — La circulation est ralentie, la pression augmente momentanément dans les artères, puis baisse; elle augmente dans les veines. Il y a donc un obstacle placé sur le trajet de la circulation entre ces deux ordres de vaisseaux. Dans le cœur gauche nous observons le même phénomène que dans les artères; dans le cœur droit, le même que dans les veines, l'obstacle doit être situé dans le trajet que parcourt le liquide nourricier, pour se rendre d'une de ces cavités à l'autre. Quand les poumons sont dilatés outre mesure par l'air comprimé, les capillaires de ces organes supportent la pression de cet air; il arrivera un moment où la pression extérieure fera équilibre à la pression intérieure et même la dépassera.

Alors que se passera-t-il ? Ces vaisseaux seront aplatis et par conséquent se videront subitement dans les artères et les veines pulmonaires : il n'y aura même pas besoin d'une pression aussi forte pour augmenter momentanément leur débit. Il se produira donc dans le cœur gauche un afflux momentané plus considérable, la pression montera donc; en outre les poumons, en se dilatant, viennent occuper tout le volume qu'ils peuvent prendre dans la poitrine; ils compriment donc tous les organes contenus dans la cavité thoracique : les veines, les artères et le cœur lui-même sont soumis à une forte pression. Les vaisseaux sont donc diminués de volume; par conséquent leur pression intérieure, tant que le contenu ne change pas, est augmentée. Le cœur gauche, au moment des premières systoles, ne pourra donc pas chasser autant de sang que d'habitude, puisque ce sang se heurtera contre une colonne liquide dont la pression est plus forte ; ce sera donc une autre raison pour faire monter la pression dans le cœur gauche. Aussitôt que les artères périphériques auront envoyé dans les capillaires une certaine quantité de sang et que le cœur se sera dégorgé dans les vaisseaux, la pression baissera dans cet organe, puisqu'il n'en recevra plus qu'une quantité minime ou même absolument nulle pour remplacer celle qu'il aura envoyée.

Cette raison donnée par M. Gréhant explique bien tous les phénomènes que nous avons observés, sauf l'arrêt du cœur dont nous reparlerons dans un autre chapitre.

Si nous sommes d'accord avec M. Gréhant pour l'explication des phénomènes, nous nous séparons de lui quand il dit que le cœur s'arrête toujours à 6 centimètres au bout de quelques secondes. On a vu, par nos expériences, que ce résultat a pu se produire suivant la force physique des animaux à une pression beaucoup plus haute ou beaucoup plus basse.

Nous ne connaissons pas l'opinion du docteur Waldenburg sur la cause des faits qu'il signale ; on a pu voir du reste qu'ils sont absolument inexacts ; mais nous pensons que la théorie de Weber et de Donders, sur l'effort expiratoire, l'a conduit à cette fausse interprétation. Car on sait que l'arrêt du cœur peut se produire dans cette exagération du second temps de la respiration. Weber, qui pouvait produire sur lui-même ce phénomène, l'explique de la façon suivante : « Lorsque la poitrine est ainsi resserrée, l'air contenu dans les poumons ne pouvant sortir, puisque la glotte est fermée, se trouve comprimé et réagit par son élasticité sur les organes renfermés dans la poitrine, non-seulement sur les poumons, mais sur le cœur et les gros vaisseaux. » Jusqu'à présent, tout est parfaitement exact, le phénomène est bien décrit tel que nous le comprenons.

Mais il continue : « D'un autre côté, le sang qui revient au cœur par les grosses veines et qui est entraîné dans les vaisseaux par la pression qu'il exerce sur leurs parois, doit être ralenti lorsque ces parois sont comprimées par une pression extérieure, comme celle de l'air contenu dans la poitrine ; et lorsque la pression extérieure devient assez forte pour faire équilibre à la pression de dedans en dehors, le sang ne peut plus arriver dans le thorax. Aussitôt que la petite quantité de sang qui se trouve dans les grandes veines thoraciques, dans le cœur et dans le système circulatoire pulmonaire, est passée dans l'aorte, le cœur n'a plus rien à chasser ; le pouls persiste jusqu'à ce moment après lequel les battements du cœur et le pouls disparaissent. »

Comme on le voit, Weber ne tient aucun compte de

l'obstacle apporté encore dans ces conditions à la circulation pulmonaire. Pour lui elle va se faire naturellement tant qu'il y aura encore du sang dans les veines thoraciques; ces veines s'aplatiront par la pression qu'elles supportent, et par conséquent chasseront le sang qu'elles contiennent dans le cœur droit. Alors leur calibre sera complètement obstrué et opposera un obstacle invincible à l'entrée du sang dans le thorax.

Le professeur Waldenburg s'est probablement prévalu de cette théorie, puisque, dans le résumé des actions physiologiques de l'air comprimé, il note : l'arrivée du sang au cœur droit est momentanément suspendu. On a vu par nos expériences qu'au contraire il y a augmentation du volume du sang dans cet organe. En effet, plus l'air est comprimé, plus la pression monte dans le cœur droit et plus les oscillations ont d'amplitude, ce qui prouve que la quantité de sang augmente.

Pour le cœur gauche, il dit que l'issue du sang de cette cavité est rendue plus facile, ce qui est peut-être vrai ; mais il prétend que la pression monte dans le système aortique. Elle monte en effet, mais pendant un temps très-court, et par un effet mécanique dans lequel le muscle cœur n'est pour rien. Il n'en sera donc pas renforcé comme il le prétend, puisqu'après quelques systoles il n'aura que bien peu d'efforts à faire pour chasser le sang qu'il contient.

Le professeur de Berlin prétend aussi que la fréquence du pouls est peu modifiée. Il va même jusqu'à dire que le plus souvent il paraît considérablement ralenti. Nous avons vu au contraire qu'il subit des modifications importantes : il est toujours vivement accéléré, à moins que la pression de l'air ne soit trop élevée ; mais au moment où la pression monte, il est vrai qu'il est un peu ralenti.

DE L'ARRÊT DU CŒUR.

Lorsque l'air comprimé à une forte pression arrive brusquement aux poumons, le cœur s'arrête. Ce fait a été signalé pour la première fois par M. Gréhant, qui l'expliqua par l'arrêt de la circulation pulmonaire. D'après ce savant expérimentateur, l'arrêt du cœur se produit lorsque l'équilibre est établi entre la pression veineuse et la pression artérielle, ce qui arrive lorsque l'air est comprimé à 6 centimètres de mercure.

On a pu voir par nos expériences que la conclusion de M. Gréhant est beaucoup trop absolue ; le cœur ne s'arrête pas nécessairement lorsque l'animal respire de l'air soumis à une pression de 6 centimètres. La pression veineuse peut monter bien au-dessus de 5 centimètres, la pression artérielle descendre au-dessous sans que le cœur s'arrête. Dans nos expériences sur le cœur droit, la pression de l'air a été poussée jusqu'à 10 centimètres et au-dessus sans pouvoir produire l'arrêt du cœur ; mais nous refoulions de l'air en même temps que l'animal respirait dans le gazomètre, et dans ces conditions nous n'avons jamais arrêté le cœur.

Ce fait nous a fait penser qu'il devait y avoir une influence nerveuse qui venait s'ajouter à l'action mécanique de l'air comprimé. Nos expériences après la section des pneumogastriques ont été faites dans le but de rechercher la nature de cette influence. Nous avons produit l'arrêt du cœur comme avant la section ; est-ce à dire pour cela qu'aucune influence nerveuse ne s'exerce dans la production de ce phénomène? Certainement non, et tout ce que nous pouvons en conclure, c'est que, s'il y en a une, elle ne vient pas du système nerveux central; nous sommes au contraire persuadé qu'il y a une condition nécessaire à l'arrêt des battements du cœur autre que l'arrêt de la petite circulation, et cette influence ne peut être que de nature nerveuse. Si l'action mécanique suffisait, le phénomène se produirait toujours à une certaine pression, qu'elle soit arrivée brusquement ou non aux poumons de l'animal. Mais, puisqu'elle ne se produit à une certaine pression que dans la condition d'arrivée brusque, une influence doit donc s'ajouter dans ce dernier cas; elle ne vient pas du système nerveux central; mais elle peut venir des ganglions cardiaques ou du grand sympathique.

Pour le Dr Waldenburg qui ne parle point de l'arrêt du cœur, il doit cependant se produire au bout d'un certain temps puisque, selon lui, l'arrivée du sang dans le cœur droit est suspendu. Lorsque le cœur ne recevra plus de sang, comme dit Weber, il s'arrêtera n'ayant plus rien à chasser. Nous n'avons pas à réfuter cette théorie, puisque le grand fait sur lequel elle s'appuie est inexact. L'analogie n'est point absolument complète entre le sujet qui nous occupe et l'effort expiratoire; cependant il y a beaucoup de points de contact : dans les deux cas, l'air contenu dans les poumons est comprimé, les vésicules pulmonaires et les petites bronches sont forcées de se dilater pour le contenir; les organes thoraciques sont comprimés, la circulation pulmonaire entravée par la pression de l'air qui pèse sur les capillaires. Comme nous l'avons déjà dit, nous ne croyons pas que le cours du sang soit arrêté dans les veines thoraciques pendant l'effort expiratoire. Nous sommes persuadé que l'obstacle se trouve placé comme dans la respiration de l'air comprimé aux capillaires du poumon. L'arrêt du cœur dans cette circonstance doit aussi se produire comme dans l'insufflation de l'air comprimé; c'est-à-dire sous une influence nerveuse provoquée par la brusquerie de l'effort.

DE LA MORT PAR L'AIR COMPRIMÉ.

La mort peut arriver : 1° quand l'animal est soumis à l'expérience ; 2° après l'expérience quand l'air libre lui a été rendu.

A l'autopsie, on ne trouve aucune lésion organique chez le chien ; les poumons sont sains, ils se gonflent et se vident très-facilement; leur surface présente quelquefois une teinte fortement rosée, mais qui disparaît à l'insufflation. Le cœur ne présente aucune altération; le cœur droit est gorgé de sang, ainsi que les veines; le cœur gauche est à peu près vide, ainsi que les artères.

Longtemps avant la mort, on remarque que les artères prennent une teinte noire. Dans notre expérience sur la vitesse du sang, nous avons vu arriver le sang noir au bout de quelques secondes, et, chose remarquable, il était d'autant plus noir que la quantité diminuait. Dans ce premier cas, la mort arrive donc par asphyxie; en effet, la pression de l'air dans la poitrine est plus puissante que la force développée par les muscles expiratoires : ceux-ci ne peuvent parvenir à renouveler l'air qui a perdu ses propriétés vivifiantes. La petite quantité de sang qui traverse encore les poumons ne trouve plus d'oxygène pour se transformer en sang artériel, et est lancée dans la circulation à l'état de sang veineux, impropre à la nutrition des tissus, alors on voit la pupille se dilater, l'animal s'agite rarement, mais tout à coup, l'aiguille du manomètre qui marquait encore quelques petites oscillations s'arrête et tombe à 0°. L'animal est mort, le pneumographe est toujours arrêté en inspiration.

La mort arrive rarement de cette façon avant huit à dix minutes ; les poumons laissent encore passer une petite quantité de sang qui entretient la vie tant que l'air des poumons contient de l'oxygène : mais, dès que l'oxygène est absorbé, l'animal s'asphyxie.

2° La mort arrive après l'expérience lorsque l'air lui a été rendu; l'animal fait d'abord une grande expiration. Dans notre expérience sur le cœur droit où la mort est arrivé de cette manière, l'aiguille du manomètre a baissé subitement et a donné encore quelques oscillations, mais les mouvements respiratoires ne reprennent pas, l'aiguille du pneumographe est toujours arrêtée en expiration; au bout de quelques secondes, l'animal est mort. Il a résisté pendant tout le temps de l'expérience, mais les muscles inspirateurs n'ont pu reprendre leur fonction après le retour à l'état normal, l'animal est donc mort encore asphyxié.

Pendant l'expérience, la température peut baisser de quatre et même six degrés.

Lorsque la mort se produit par l'arrêt du cœur, elle est encore causée par l'asphyxie.

APPLICATIONS DE LA RESPIRATION D'AIR COMPRIMÉ A LA THÉRAPEUTIQUE.

On a proposé d'appliquer l'insufflation de l'air comprimé au traitement de différentes maladies du cœur et de la poitrine. On l'emploie couramment en Allemagne depuis quelques années, et, dans son article, le Dr Waldenburg prétend en avoir obtenu d'excellents résultats au moyen de son appareil.

Il conseille de l'employer d'abord toutes les fois qu'il y a un obstacle à l'entrée de l'air dans les poumons. Ainsi, dans la pneumonie, quand les ramifications bronchiques sont obstruées par la congestion du parenchyme pulmonaire, il croit qu'on arrive à dégorger les poumons et à chasser dans la circulation les éléments constitutifs de la congestion. Nous croyons, en effet, que ce résultat peut se produire; mais le sang qui s'accumule dans le cœur droit ne viendra-t-il pas reproduire l'inflammation dès que l'air libre sera rendu au malade? Il s'y précipitera au contraire avec une grande violence, et le tissu pulmonaire n'aura pas encore subi de telles modifications qu'il puisse résister à la stase sanguine. Il conseille aussi l'emploi de l'air comprimé dans le traitement de l'asthme nerveux et prétend en avoir obtenu un plein succès; sur ce point nous partageons son avis et nous croyons que ses observations ne sont pas sans valeur. Dans l'asthme, la dyspnée provient de la contraction spasmodique des petites bronches, qui emprisonnent l'air contenu dans les vésicules, de façon qu'il ne peut pas se renouveler. Si l'air comprimé peut vaincre cet obstacle et remplacer par de l'oxygène l'acide carbonique emprisonné, le malade en retirera certainement un grand soulagement, mais nous recommandons la plus grande prudence dans l'emploi de cet agent. Les deux grandes conditions indispensables pour ne pas nuire au malade, sont : 1° ne pas insuffler de l'air à une trop forte pression ; 2° ne pas laisser les poumons en contact avec cet air pendant un temps plus long que la durée moyenne d'une inspiration normale.

Dans l'emphysème, quand les vésicules dilatées ou déchirées ne peuvent plus se contracter au point de chasser l'air devenu impropre à la respiration qu'elles contiennent, l'expiration dans l'air raréfié peut être aussi d'une grande utilité ; car l'air du poumon est à la pression atmosphérique; il sera donc violemment attiré par la diminution de pression extérieure : dès que l'air libre sera rendu au malade, il viendra apporter au sang l'oxygène qui lui est si nécessaire.

Il nous reste à parler du traitement des maladies organiques du cœur par le même moyen. Il nous paraît complètement irrationnel. Du reste, le Dr Waldenburg ne l'a vulgarisé que d'après une interprétation inexacte des faits. On a vu que toutes nos expériences nous ont démontré que, loin d'élever la pression dans le système aortique, la respiration d'air comprimé la diminuait toujours ; l'élévation légère qui se manifeste à l'arrivée de l'air comprimé aux poumons est très-fugitive ; elle est le résultat de l'obstacle apporté momentanément par la pression qui pèse sur toute la cavité thoracique : elle ne renforce en aucune façon l'action du cœur, comme le veut le professeur de Berlin. L'afflux sanguin n'augmente point dans le système aortique, et l'écoulement du sang est très-ralenti, comme le prouvent nos expériences sur la vitesse du sang. L'afflux du sang au cœur droit n'est point suspendu, puisqu'au contraire il s'y accumule en grande quantité, et si les veines jugulaires sont distendues et turgescentes, ce n'est pas parce qu'il y a un obstacle à l'entrée du sang dans la poitrine, mais bien à sa distribution dans les capillaires du poumon. Le pouls, s'il se ralentit quelques instants pendant la hausse momentanée de la pression, devient vite plus fréquent si la pression de l'air respiré n'est pas trop forte; quand il se ralentit, c'est qu'une action nerveuse quelconque entrave ses contractions, ou que le cœur gauche ne reçoit plus de sang.

En conséquence, toutes les applications thérapeutiques du Dr Waldenburg vont contre le but. Nous croyons que dans aucun cas ce traitement ne doit être employé contre les maladies du cœur. Il faut même être très-prudent si l'on veut l'appliquer aux maladies de poitrine. La limite que nous croyons devoir donner pour la pression de l'air insufflé, est de 4 centim. de mercure au plus chez l'adulte et 2 chez l'enfant.

On doit toujours craindre de produire des désordres très-graves dans les poumons car on peut provoquer la déchirure des parois des petites bronches et des vésicules et même produire une hémorrhagie pulmonaire; il faut donc absolument proscrire ce traitement dans la phthisie, où cet accident est surtout à craindre. Quant au cœur, nous croyons qu'on ne peut pas y produire de graves désordres, pourvu qu'on ne prolonge pas le contact de l'air pendant un temps plus long que la durée moyenne d'une inspiration. Au reste ce traitement est plus nuisible qu'utile aux maladies du cœur.

CONCLUSIONS.

L'*air comprimé*, en insufflation sur les poumons, agit :

1° Sur la respiration;

2° Sur la circulation.

1° *Sur la respiration*. — C'est une gêne apportée à l'expiration.

La ligne d'ensemble du tracé est modifiée de la façon suivante : L'inspiration est verticale et droite, l'expiration décrit au contraire une ligne oblique brisée et plus longue qu'à l'état normal. L'expiration n'est plus possible par la seule force de l'élasticité pulmonaire, les muscles expirateurs sont sollicités à entrer en jeu.

2° *Sur la circulation*. — Les effets sur la circulation sont :

a. Abaissement de la pression dans le système aortique.

b. Diminution de l'afflux sanguin dans le système aortique.

c. L'afflux du sang veineux dans le cœur droit est considérablement augmenté.

d. La circulation pulmonaire est interceptée. Le cœur droit ne peut plus vaincre la pression que supportent les capillaires du poumon.

e. Le sang s'accumule dans le cœur droit et dans les veines thoraciques; les veines jugulaires sont distendues et turgescentes.

f. La fréquence du pouls subit de grandes modifications, elle est de beaucoup augmentée quand la pression de l'air insufflé n'est pas trop forte; elle peut être ralentie si, au contraire, la pression de l'air est de plus de 5 centimètres de mercure.

On peut appliquer l'air comprimé en insufflations au traitement de l'asthme nerveux, mais il est dangereux dans la phthisie.

Il est absolument inefficace contre les maladies organiques du cœur.

A. Parent, imprimeur de la Faculté de Médecine, rue M^{r}-le-Prince, 31.

www.ingramcontent.com/pod-product-compliance
Ingram Content Group UK Ltd.
Pitfield, Milton Keynes, MK11 3LW, UK
UKHW020353220726
13923UKWH00004B/1619